果壳阅读·生活习惯简史 ①

用七十万年造好床

果壳/著 李一诚/绘

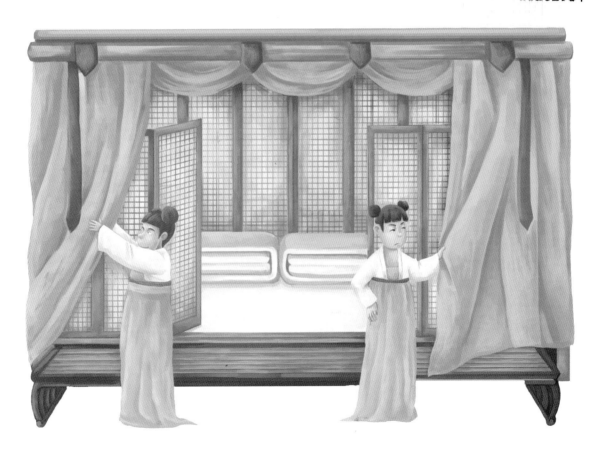

天津出版传媒集团

新蕾出版社

果壳阅读是果壳传媒旗下的读书品牌，秉持"身处果壳，心怀宇宙"的志向，将人类理性知识的曼妙、幽默、多变、严谨、有容，以真实而优雅的姿态展现在读者眼前，引发公众的思维兴趣。

出品人 / 小庄　策划 / 史军　执行策划 / 朱新娜　资料 / 樊雨婷　撰稿 / 桃子

图书在版编目(CIP)数据

用七十万年造好床 / 果壳著；李一诚绘.-- 2 版
. -- 天津：新蕾出版社, 2015.10(2022.9 重印)
（果壳阅读·生活习惯简史；1）
ISBN 978-7-5307-6307-0

Ⅰ.①用… Ⅱ.①果… ②李… Ⅲ.①睡眠-生活史
-儿童读物 Ⅳ.①R338.63-49

中国版本图书馆 CIP 数据核字(2015)第 238976 号

书　　名：用七十万年造好床　YONG QISHIWAN NIAN ZAO HAO CHUANG

出版发行：天津出版传媒集团
　　　　　新蕾出版社
http://www.newbuds.com.cn
地　　址：天津市和平区西康路 35 号(300051)
出 版 人：马玉秀
责任编辑：焦娅楠
责任印制：沈连群　　美术设计：罗岚
电　　话：总编办 (022)23332422　发行部 (022)23332676 23332677
传　　真：(022)23332422
经　　销：全国新华书店
印　　刷：天津新华印务有限公司
开　　本：787mm×1092mm 1/12
字　　数：31 千字
印　　张：2⅔
版　　次：2015 年 10 月第 2 版　2022 年 9 月第 10 次印刷
定　　价：26.00 元

同世界一起成长

——写给"果壳阅读·生活习惯简史"的小读者

亲爱的小读者，让我们来想一想，当爸爸妈妈把我们带到这个世界上的时候，我们做的第一件事是什么呢？对，是啼哭。正是这声啼哭向世界宣布：瞧呀，我来了，一个小不点儿要在地球上开始奇异旅程啦！

这世界真大，与地球相比，我们的卧室不过是沧海一粟；这世界真美，美轮美奂的人类建筑让不同的大陆有了别样风情；这世界真好玩儿，高铁、飞机、宇宙飞船能带我们去探索奇妙的未知。可是世界一开始就是这样的吗？当然不是。它从遥远的过去走来，经历了曲折，经历了彷徨，一步一步走到了今天。

作为一名考古学家，我对过去的事物有一种特别浓厚的兴趣。我和我的同行，常常在古代废墟中查寻，总想找回一些历史的记忆。最能让我们动情的，就是那些衣食住行，那些改变人类生活的故事。古人何时开始烹调，怎样学会纺织，又如何修建房屋，考古工作者正在将这些谜题一个一个解开！

因此，当我第一次看到这套讲述"人类生活习惯变迁"的绘本时，立即就被吸引了。创作者用精准的文字和图画，让我们在不经意间穿越了历史长河，点滴知识轻松而又深刻，不落窠臼，引人思考。比如，你知道人类是在何时学会制造车轮的吗？要知道车轮可是一位5000多岁的"老寿星"呢！人们在一次劳动中发现了旋转的魔力，于是，有人便利用它发明了车轮，从此人们的旅行不再只是依赖双脚。直到今天，这项古老的发明仍然扎根在我们生活的每个角落，我们使用的大多数交通工具都离不开轮子，离不开旋转的力量。可以说，当今生活的点点滴滴，都是建立在前人漫漫的积累之上，时间更是跨越了几十万年，甚至上百万年！

"果壳阅读·生活习惯简史"的创作前前后后用了十余年时间，创作者查阅了大量资料，反复推敲、设计画面的每个细节，于是，才有了今天这样一套总体上宏大，细节上精到，有故事有知识，可以一读再读的绘本。当你翻开这套绘本，你会看到因为没有火，人们只能吃生肉的场景；会看到因为蒙昧而不洗澡、不换衣的画面；也会看到医生戴着鸟嘴面具，走街串巷的奇特一幕。看到这些你是否觉得奇怪？这些与当下生活的反差会给你带来怎样的感受？让一切自然而然地发生，在不经意间改变，大概就是"行不言之教"吧。

人类不断充实科学的头脑，不断丰富知识的宝库。从古到今，从早到晚，从天上到地下，让我们跟着这套绘本学习生活习惯，学习为这个世界增光添彩的本领。我们认知世界，也在认知自己、完善自己，我们同世界一起成长。

王仁湘（中国社会科学院考古研究所研究员）

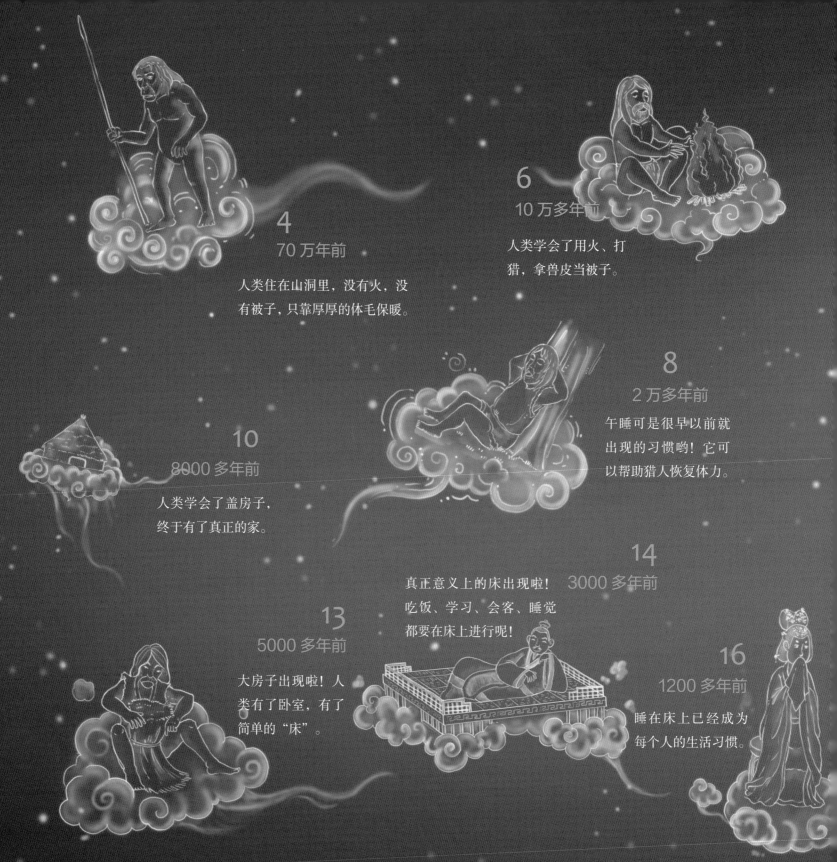

4

70 万年前

人类住在山洞里，没有火，没有被子，只靠厚厚的体毛保暖。

6

10 万多年前

人类学会了用火、打猎，拿兽皮当被子。

8

2 万多年前

午睡可是很早以前就出现的习惯哟！它可以帮助猎人恢复体力。

10

8000 多年前

人类学会了盖房子，终于有了真正的家。

13

5000 多年前

大房子出现啦！人类有了卧室，有了简单的"床"。

14

3000 多年前

真正意义上的床出现啦！吃饭、学习、会客、睡觉都要在床上进行呢！

16

1200 多年前

睡在床上已经成为每个人的生活习惯。

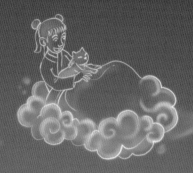

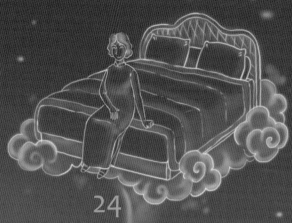

24

大约 100 年前

席梦思是我们今天睡的床，你知道是谁发明的吗？

22

400 多年前

你知道什么样的床会发热吗？

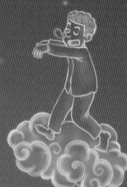

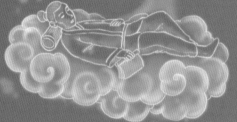

27

几十年前

谁都会睡觉，可睡觉到底是怎么一回事呢？

20

当天深夜

好多枕头！它们的发明是为了让人睡得更舒服，唯有一种"警枕"是个例外。

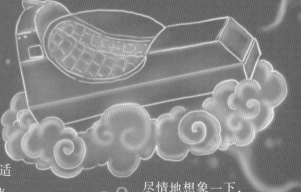

19

900 多年前

午休变得更舒适了。竹床出现，咦，怎么看起来有点儿像凉席？

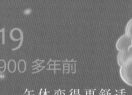

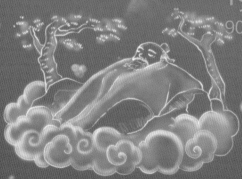

28

未来

尽情地想象一下，未来人类会睡在什么样的环境里呢？

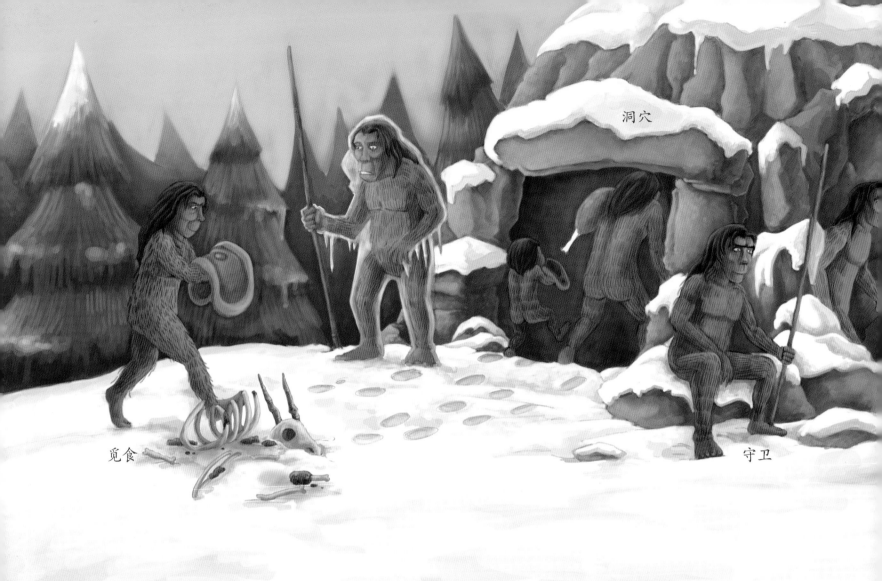

洞穴

觅食

守卫

70万年前

凛冽的寒风呼啸而过，顷刻间就把人们呼出的热气冻结。大地一片死寂，很多动物都在冬眠。山洞里居住着一群原始人，他们刚刚分食完一头羊。部族中的男子们轮流守卫在洞口，时刻保持警觉，保护洞中酣睡的老人、妇女和儿童的安全。他们利用身上厚厚的体毛保持体温，因而不畏严寒。

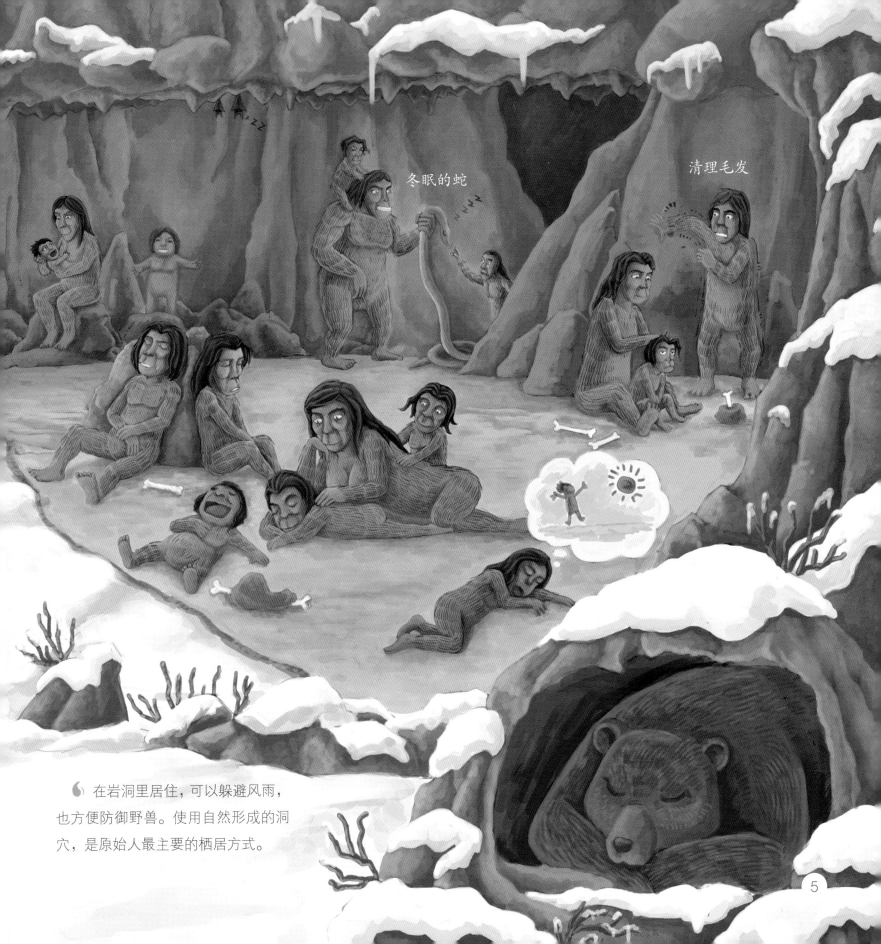

冬眠的蛇

清理毛发

在岩洞里居住，可以躲避风雨，也方便防御野兽。使用自然形成的洞穴，是原始人最主要的栖居方式。

5

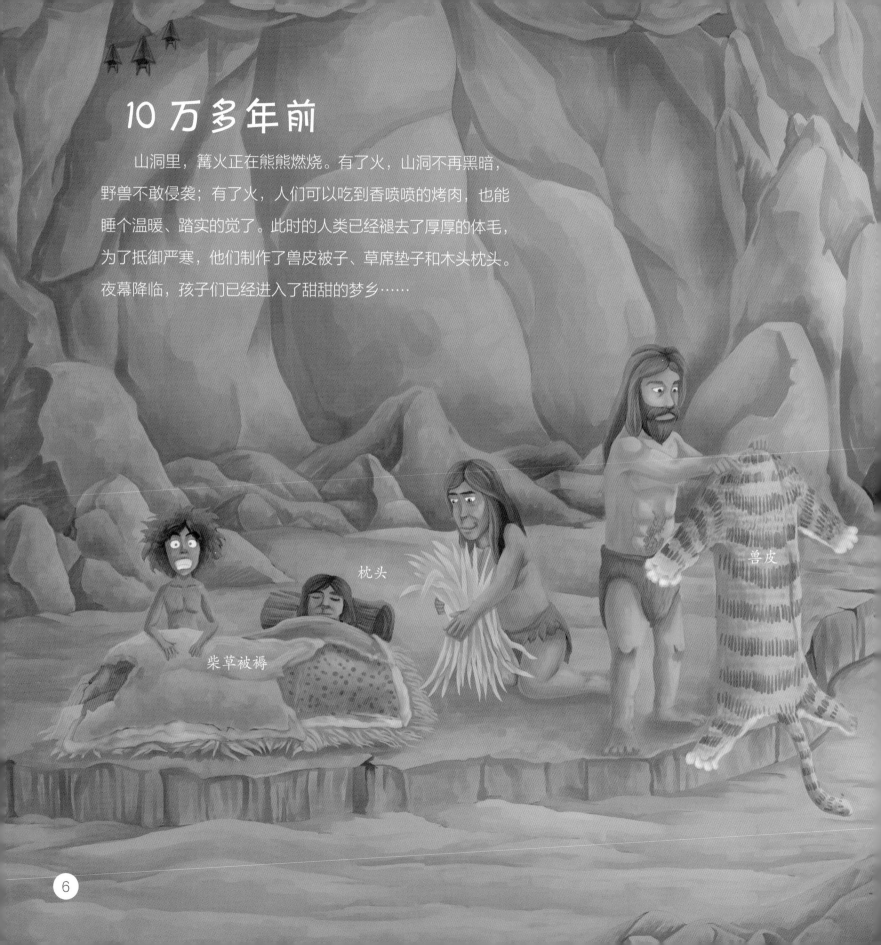

10万多年前

山洞里，篝火正在熊熊燃烧。有了火，山洞不再黑暗，
野兽不敢侵袭；有了火，人们可以吃到香喷喷的烤肉，也能
睡个温暖、踏实的觉了。此时的人类已经褪去了厚厚的体毛，
为了抵御严寒，他们制作了兽皮被子、草席垫子和木头枕头。
夜幕降临，孩子们已经进入了甜甜的梦乡……

枕头

兽皮

柴草被褥

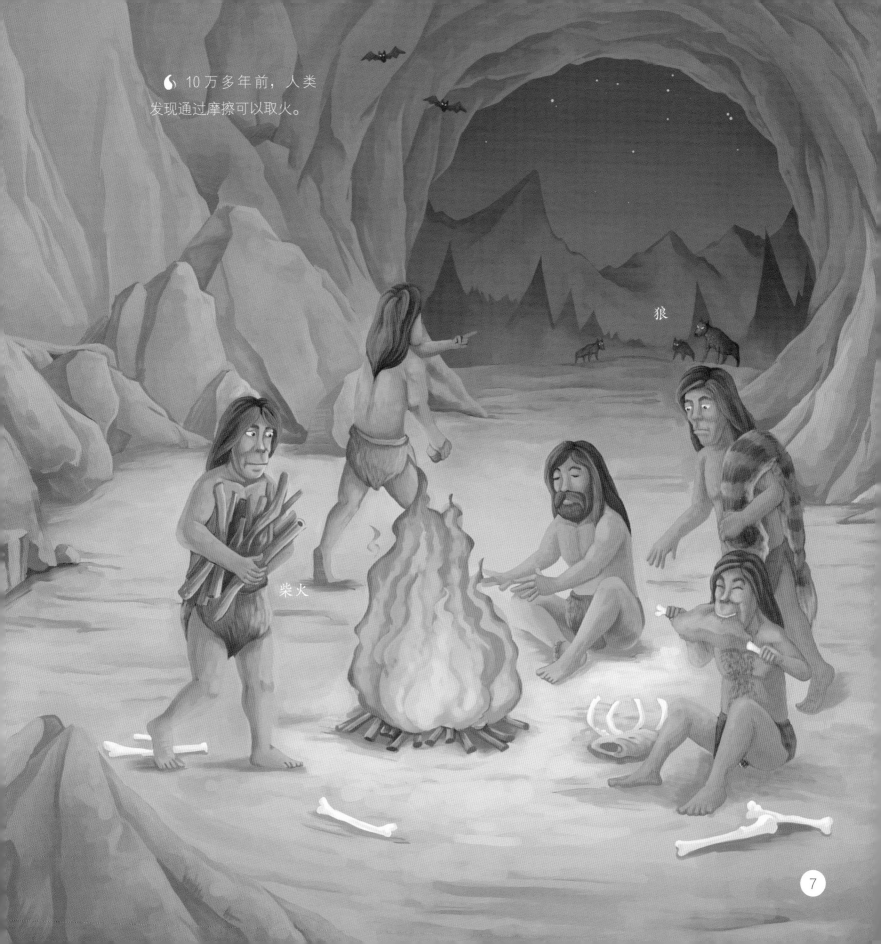

10万多年前，人类发现通过摩擦可以取火。

狼

柴火

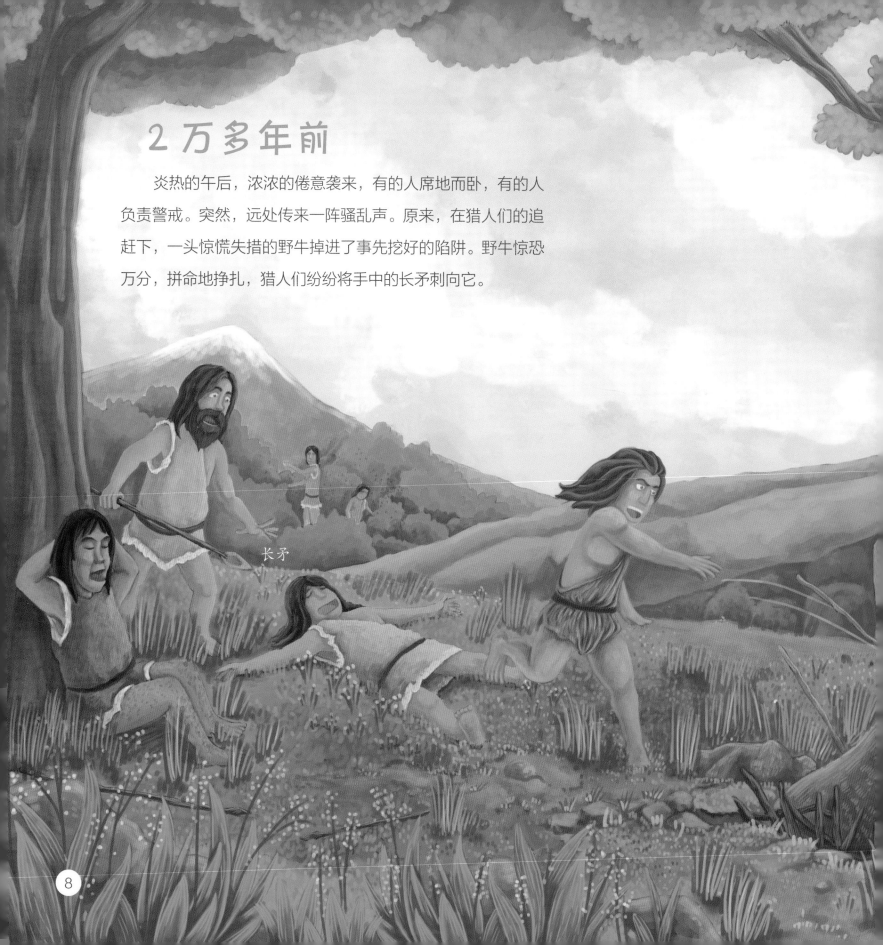

2 万多年前

　　炎热的午后，浓浓的倦意袭来，有的人席地而卧，有的人负责警戒。突然，远处传来一阵骚乱声。原来，在猎人们的追赶下，一头惊慌失措的野牛掉进了事先挖好的陷阱。野牛惊恐万分，拼命地挣扎，猎人们纷纷将手中的长矛刺向它。

长矛

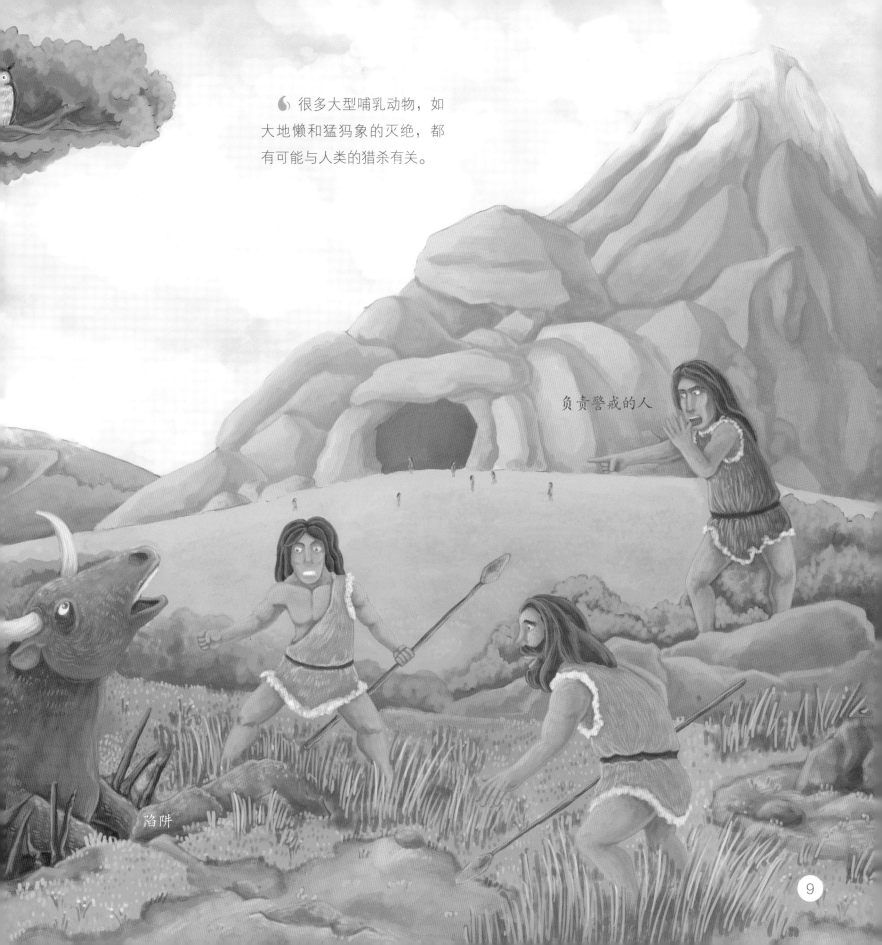

很多大型哺乳动物，如大地懒和猛犸象的灭绝，都有可能与人类的猎杀有关。

负责警戒的人

陷阱

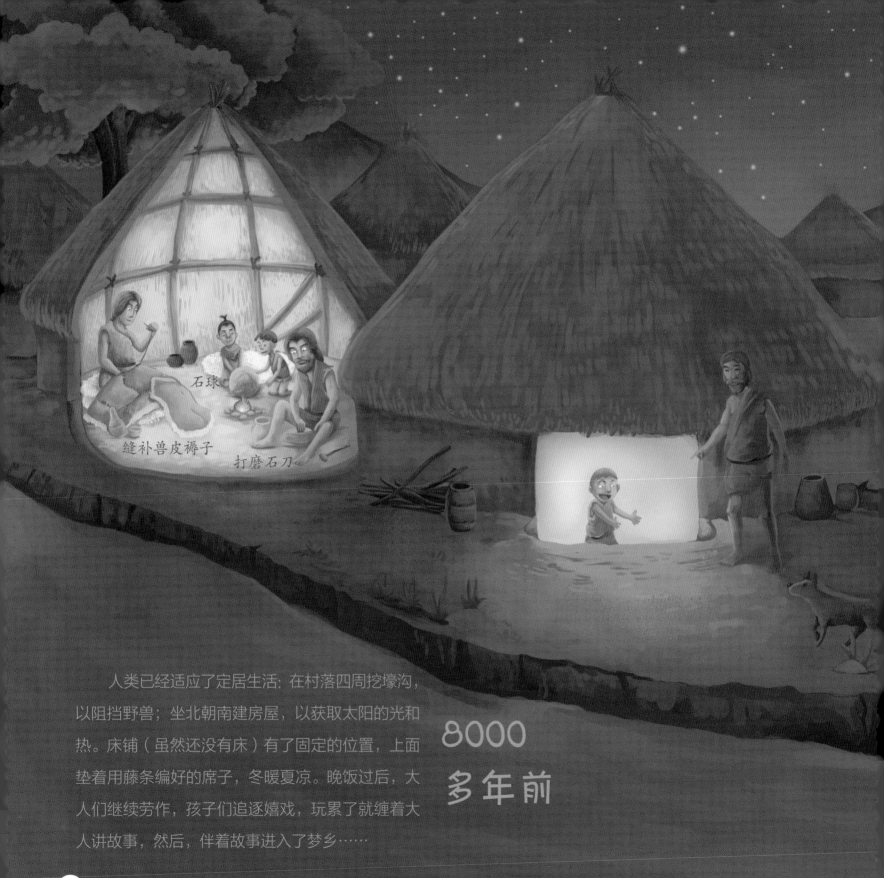

石球

缝补兽皮褥子　　打磨石刀

人类已经适应了定居生活：在村落四周挖壕沟，以阻挡野兽；坐北朝南建房屋，以获取太阳的光和热。床铺（虽然还没有床）有了固定的位置，上面垫着用藤条编好的席子，冬暖夏凉。晚饭过后，大人们继续劳作，孩子们追逐嬉戏，玩累了就缠着大人讲故事，然后，伴着故事进入了梦乡……

8000
多年前

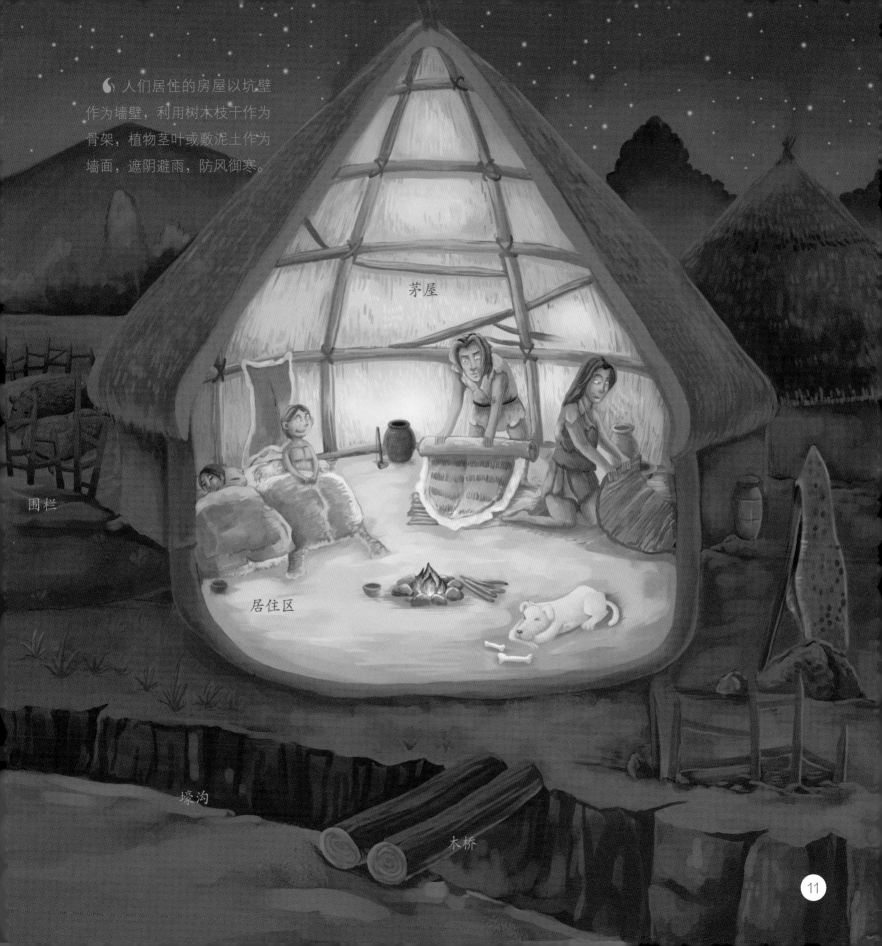

人们居住的房屋以坑壁作为墙壁，利用树木枝干作为骨架，植物茎叶或敷泥土作为墙面，遮阴避雨，防风御寒。

茅屋

居住区

围栏

壕沟

木桥

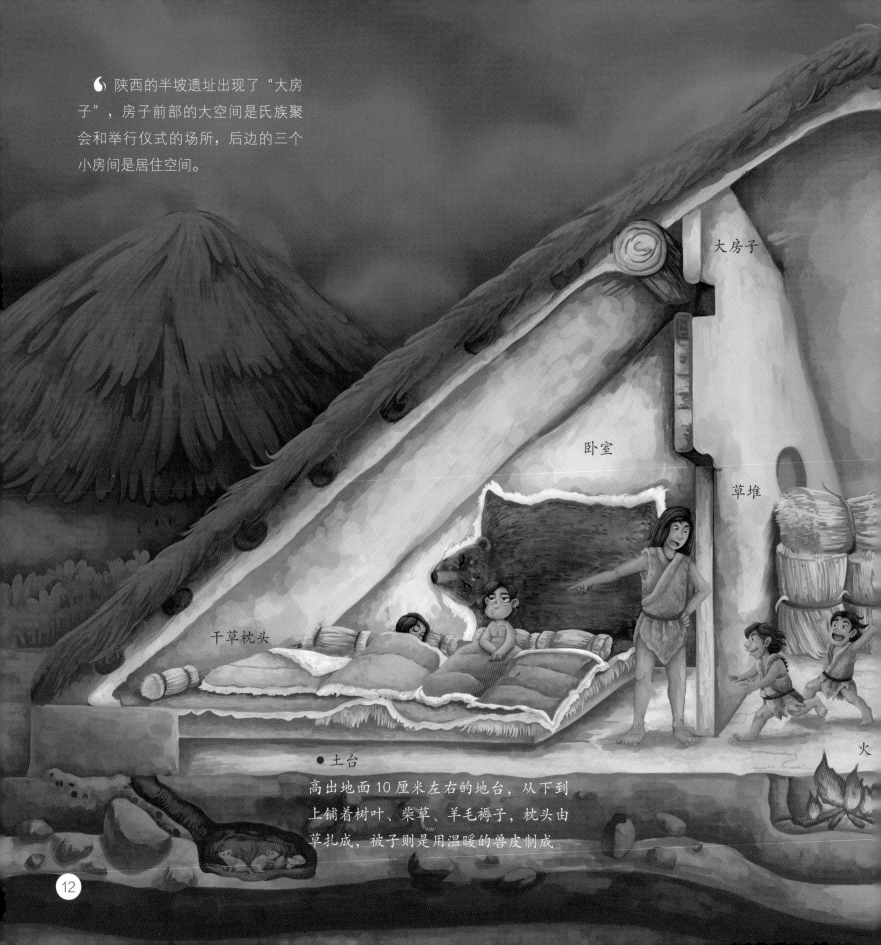

陕西的半坡遗址出现了"大房子"，房子前部的大空间是氏族聚会和举行仪式的场所，后边的三个小房间是居住空间。

大房子

卧室

草堆

干草枕头

火

● 土台

高出地面10厘米左右的地台，从下到上铺着树叶、柴草、羊毛褥子，枕头由草扎成，被子则是用温暖的兽皮制成。

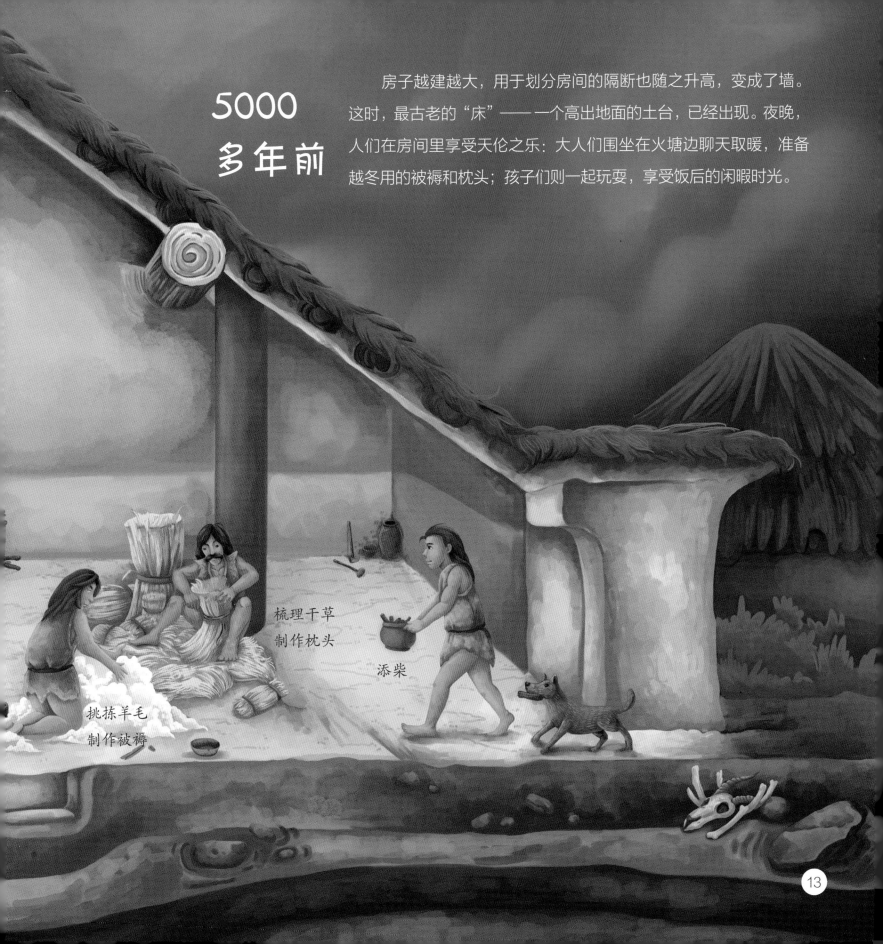

5000
多年前

房子越建越大，用于划分房间的隔断也随之升高，变成了墙。这时，最古老的"床"——一个高出地面的土台，已经出现。夜晚，人们在房间里享受天伦之乐：大人们围坐在火塘边聊天取暖，准备越冬用的被褥和枕头；孩子们则一起玩耍，享受饭后的闲暇时光。

梳理干草
制作枕头

添柴

挑拣羊毛
制作被褥

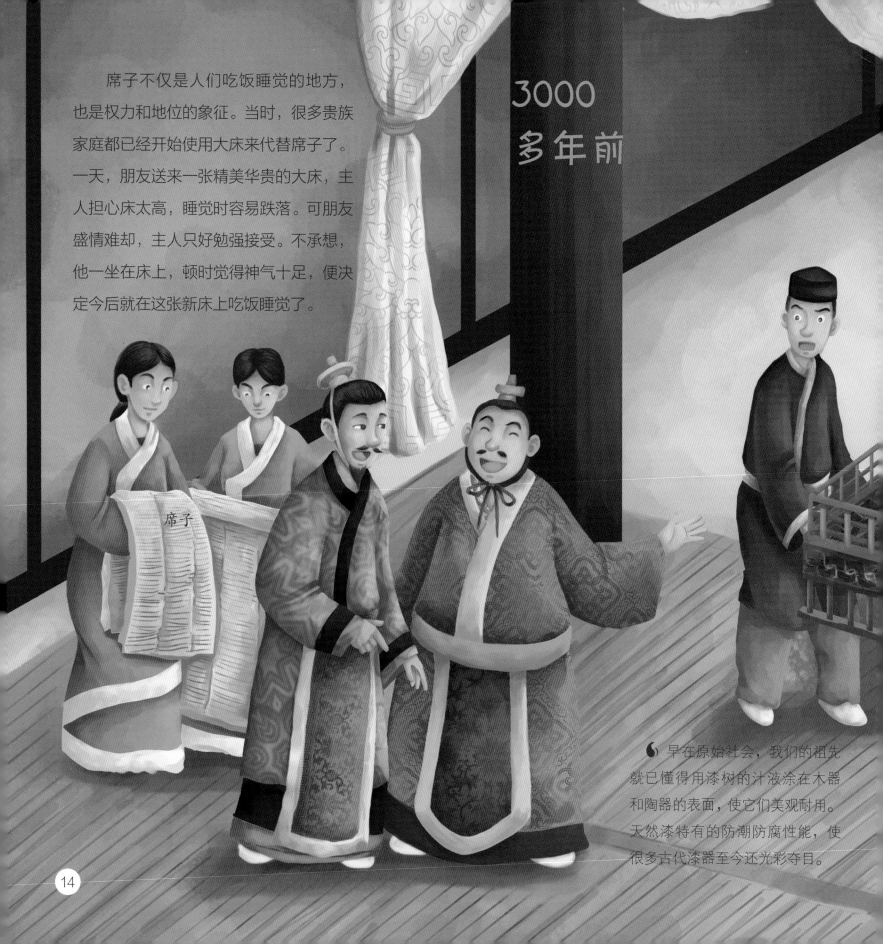

席子不仅是人们吃饭睡觉的地方，也是权力和地位的象征。当时，很多贵族家庭都已经开始使用大床来代替席子了。一天，朋友送来一张精美华贵的大床，主人担心床太高，睡觉时容易跌落。可朋友盛情难却，主人只好勉强接受。不承想，他一坐在床上，顿时觉得神气十足，便决定今后就在这张新床上吃饭睡觉了。

3000多年前

席子

早在原始社会，我们的祖先就已懂得用漆树的汁液涂在木器和陶器的表面，使它们美观耐用。天然漆特有的防潮防腐性能，使很多古代漆器至今还光彩夺目。

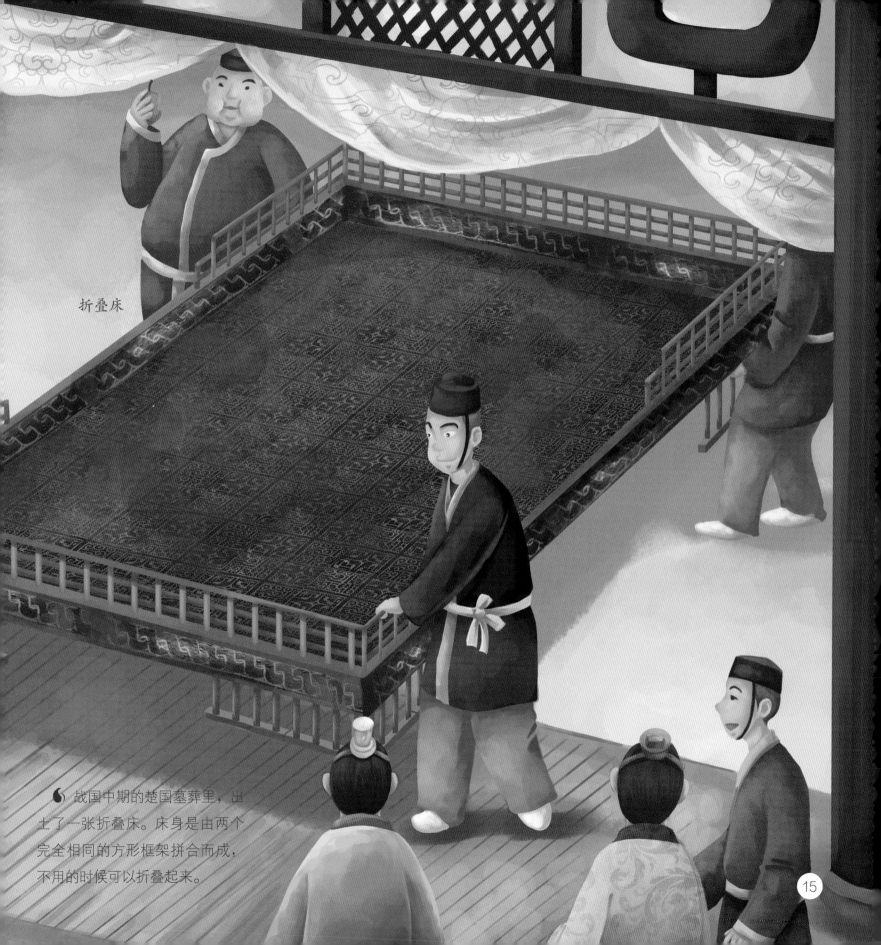

折叠床

� 战国中期的楚国墓葬里，出
土了一张折叠床。床身是由两个
完全相同的方形框架拼合而成，
不用的时候可以折叠起来。

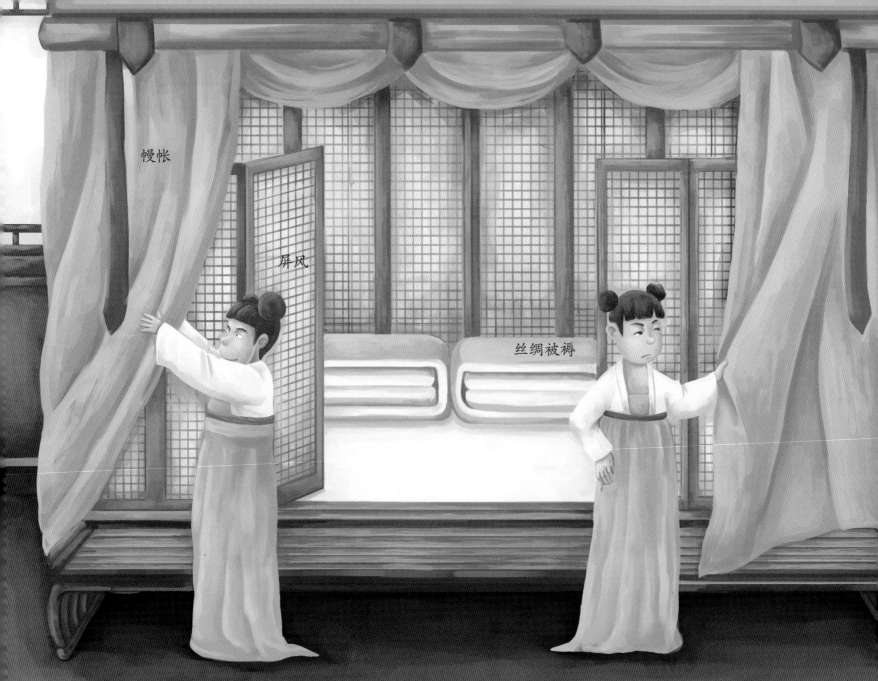

幔帐

屏风

丝绸被褥

1200
多年前

屋内的家具陈设随着人们的坐姿由跪坐发展为垂足高坐，也在悄然发生着变化。现在，床家家都有，但样子却大不相同：富人家床铺的四周围着屏风和幔帐，床上铺着丝绸被褥，私密而温暖；穷人的床由粗糙的木板搭成，床上铺着粗布被褥，简陋而冰凉。卧室里，侍女们为女主人整理幔帐，梳洗卸妆。女主人悠闲地用温水和细盐清洁牙齿后，伴着幔帐上香球的香气，安静地入眠。

🌙 人们席地而坐的起居习惯逐步改变，传统家具逐渐升高。睡眠用的床已明显增高，不仅上面加了床顶，四周还加上了幔帐。

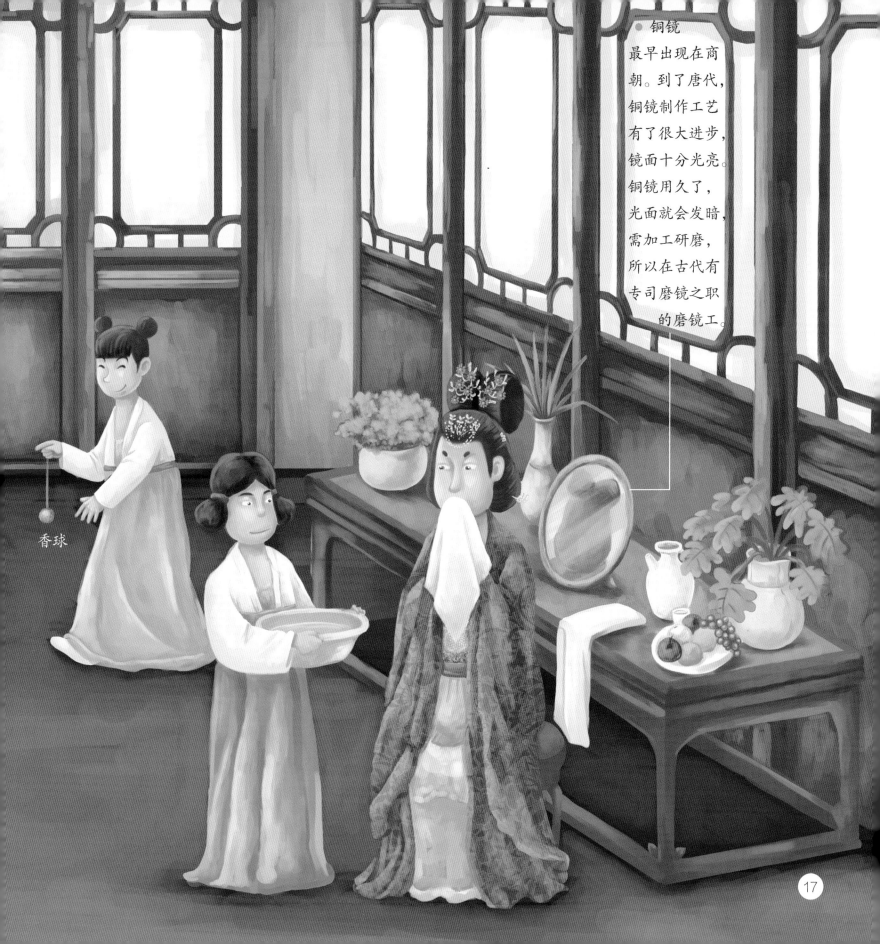

香球

● 铜镜
最早出现在商朝。到了唐代，铜镜制作工艺有了很大进步，镜面十分光亮。铜镜用久了，光面就会发暗，需加工研磨，所以在古代有专司磨镜之职的磨镜工。

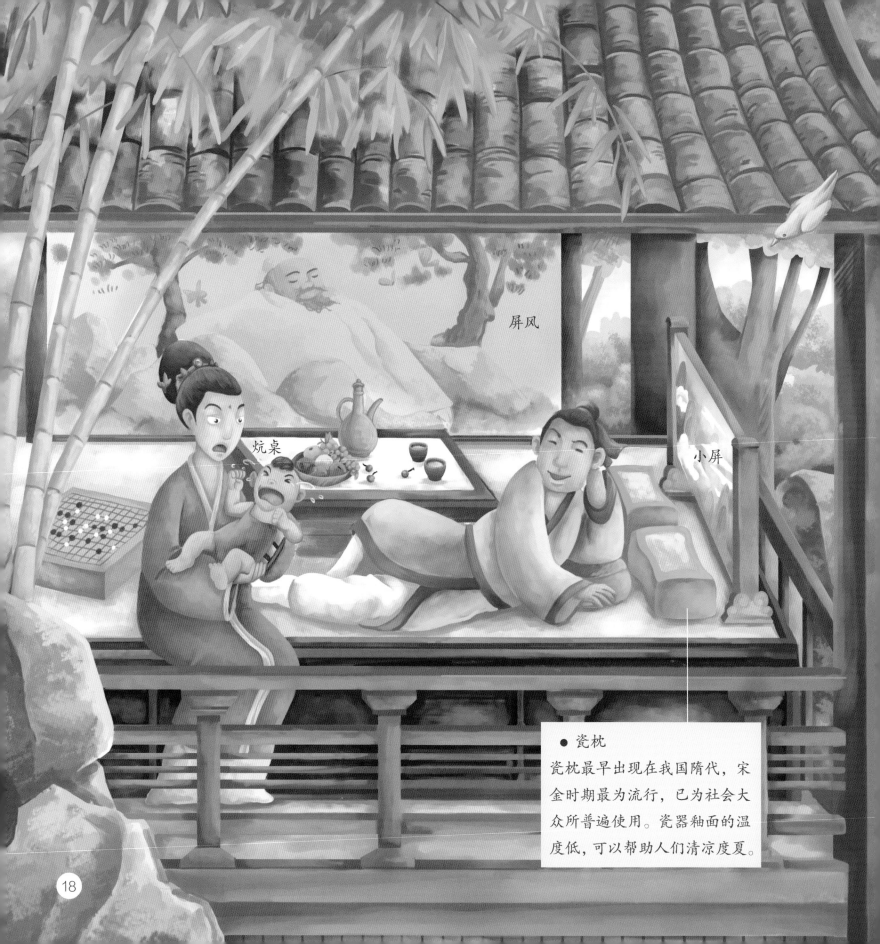

屏风

炕桌

小屏

● 瓷枕
瓷枕最早出现在我国隋代，宋金时期最为流行，已为社会大众所普遍使用。瓷器釉面的温度低，可以帮助人们清凉度夏。

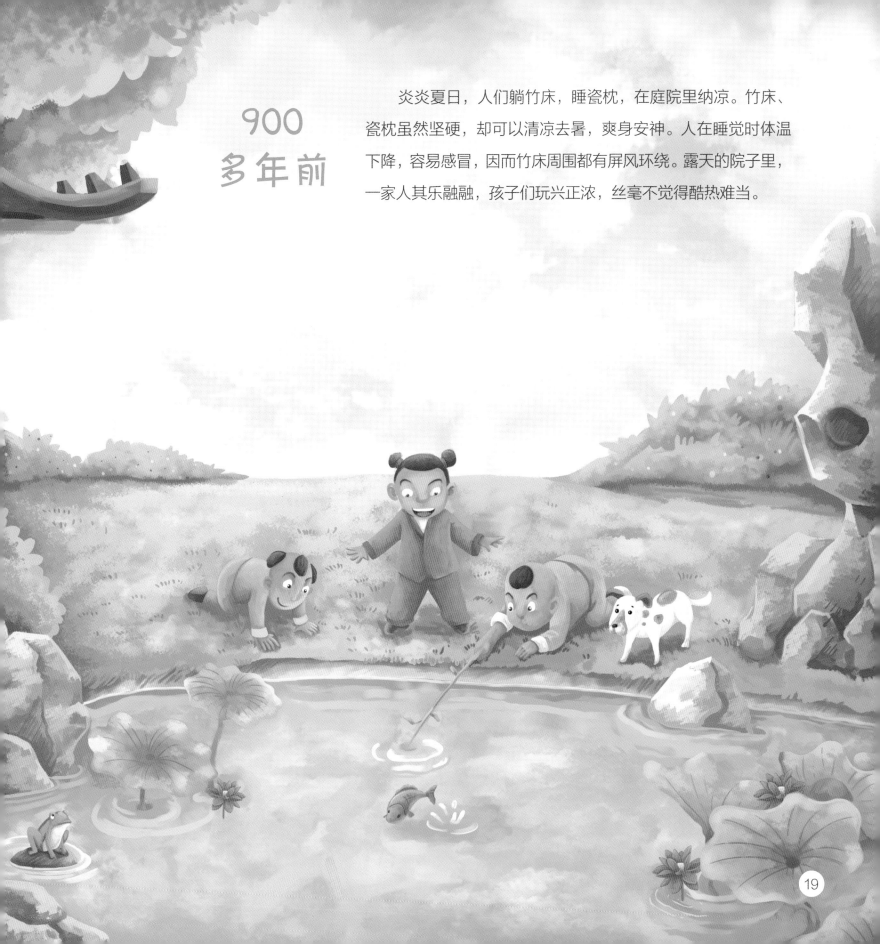

900
多年前

炎炎夏日，人们躺竹床，睡瓷枕，在庭院里纳凉。竹床、瓷枕虽然坚硬，却可以清凉去暑，爽身安神。人在睡觉时体温下降，容易感冒，因而竹床周围都有屏风环绕。露天的院子里，一家人其乐融融，孩子们玩兴正浓，丝毫不觉得酷热难当。

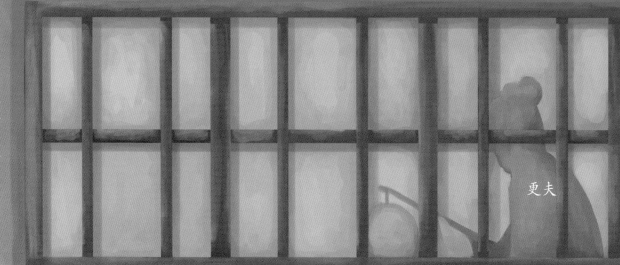

宋朝范祖禹所写的《司马温公布衾铭记》中记载："以圆木为警枕，小睡则枕转而觉，乃起读书。"讲述了史学家司马光刻苦自勉的故事。

更夫

竹床

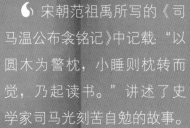

警枕

当天深夜

夜已深，一间简陋的屋子里烛火通明，苦读的学子困得直打瞌睡。这时，更夫走过窗口，学子被惊醒，头下的圆木枕头"咚"的一声掉到了地上。于是，他抖擞起精神继续读书。当时的人将这种圆木枕头称为"警枕"，时刻提醒自己刻苦勤奋。

人体的脊柱，从正面看是一条直线，从侧面看是一条曲线。为了保护颈部，维持人们睡眠时正常的生理活动，人们睡觉要用枕头。在古代，人们尝试用过很多东西制作枕头，硬枕如玉枕、木头枕、瓷器枕，软枕如羽毛枕、柳絮枕、药枕等。

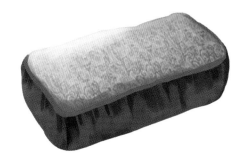

● 丝织药枕

汉代的一种软枕，枕套由丝绸制成，里面填充药材。

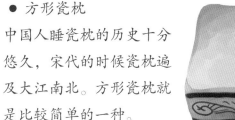

● 方形瓷枕

中国人睡瓷枕的历史十分悠久，宋代的时候瓷枕遍及大江南北。方形瓷枕就是比较简单的一种。

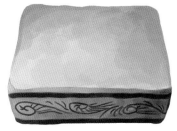

● 婴孩形枕

以孩童的造形为枕，枕在孩子背上入睡，有祈求多子多孙的寓意。

● 虎形枕

虎形枕很早就有了，传说可以辟邪。金代盛行的虎形枕，以虎背当作枕面，上面画有漂亮的花纹。

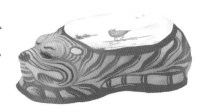

● 鸡鸣枕

汉代的一种软枕，一边是栩栩如生的鸡头，一边是鸡尾，中间凹陷。当人枕在中间时，鸡头、鸡尾就会高高翘起。

● 腰圆形枕

在宋代，民窑烧造的瓷枕上常常绘制一些生活场景，十分有趣。

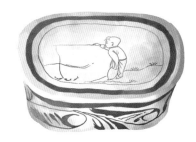

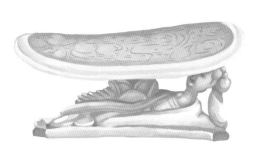

● 仕女形枕

漂亮的仕女侧卧，仿佛是用身体撑起枕面，看起来很像一件艺术品。这种青白如玉的瓷枕，代表了陶瓷艺人高超的技艺。

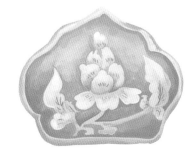

● 叶形瓷枕

枕头像叶子一样，枕面上刻有漂亮的花纹。

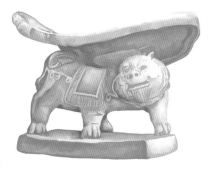

● 狮形枕

中国以前没有狮子，在汉代，西域进贡了狮子，这种怪模怪样的东西十分新奇。后来，人们按照它的样子做了枕头。可狮子看起来很凶猛，枕在上面，人不会害怕吗？

400 多年前

　　寒冷的冬天来临了，御寒保暖成为头等大事。过去用来填充被褥的丝絮、麻絮逐渐被物美价廉的棉花所取代，这也大大提高了被褥的舒适度。火炕开始在北方地区流行。它由炉灶、炕体和烟囱三部分组成，连炕的炉灶可以做饭；炕体既能取暖，又可以起居坐卧，可谓一举多得。

灶台

● 风箱
鼓风装置，可以使炉灶燃烧得更充分，温度更高。活塞式风箱最早见于明代的《天工开物》。

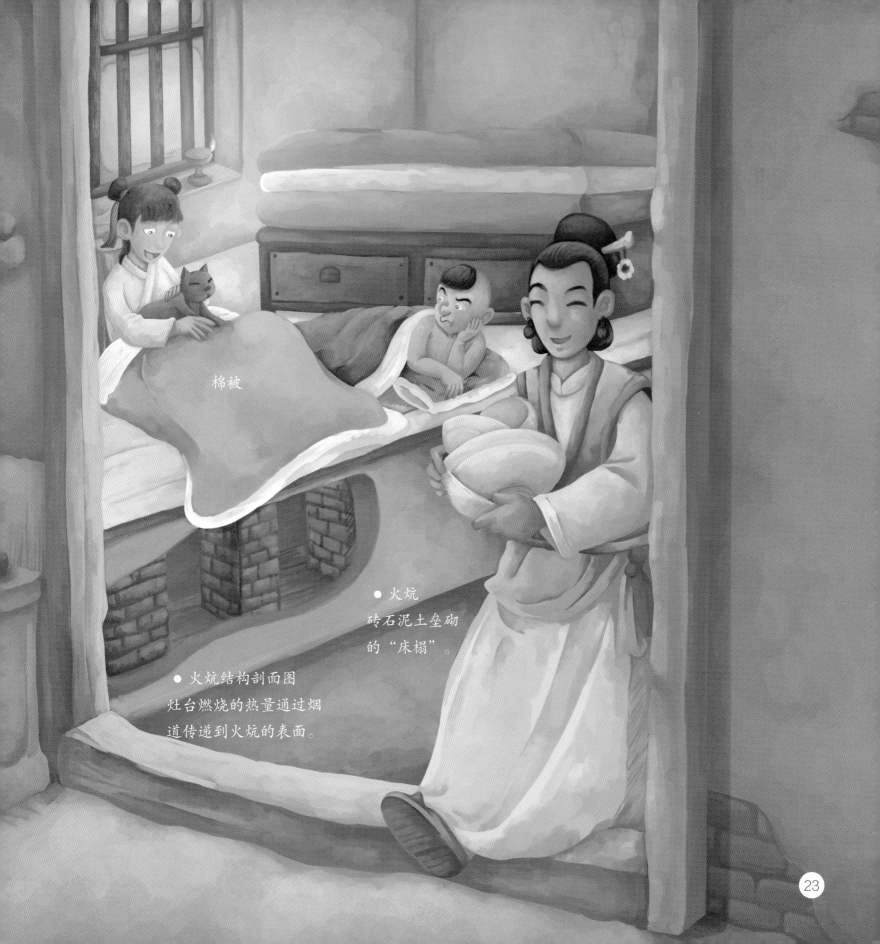

棉被

● 火炕
砖石泥土垒砌
的"床榻"。

● 火炕结构剖面图
灶台燃烧的热量通过烟
道传递到火炕的表面。

大约 100 年前

人类的睡眠环境发生了前所未有的改变：美国商人扎尔蒙·席梦思制造了柔软舒适的弹簧床垫，取代了硬板床。人造纤维、中空纤维以及太空棉的发明改变了棉花一统天下的局面，睡眠寝具得到了进一步改善。二层洋楼的卧室里，软床取代了土炕，电灯取代了烛台，梳妆台装上了明亮的镜子，屋内的陈设和从前大不一样。

睡衣

1875 年，席梦思先生看到手工编织钢丝制造弹簧的新闻，激发出采用弹簧制造床垫的想法。他买来一批粗细适中的铁丝，用铁丝缠绕、编织成床绷子，外面用结实的布口袋包起来，没想到躺上去很舒服。

24

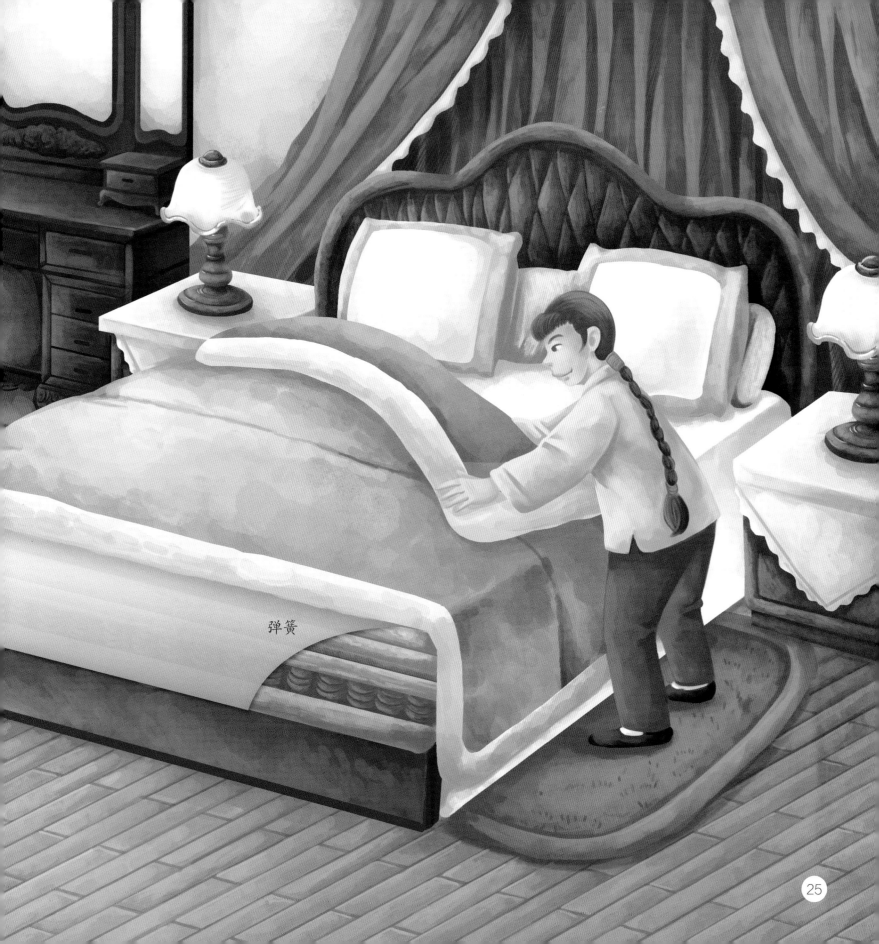

弹簧

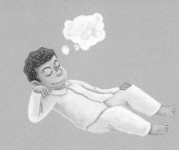

快速眼动期（REM）

浅浅地入睡（入睡）

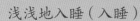

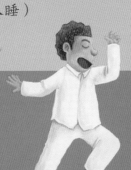

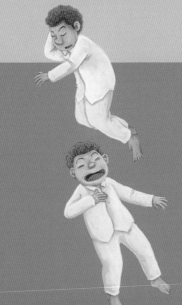

睡眠逐渐加深（浅睡）

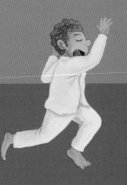

睡眠越来越深（深睡）

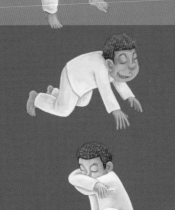

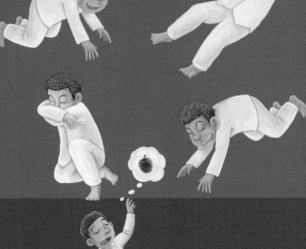

开始梦游、说梦话、尿床

（延续深睡）

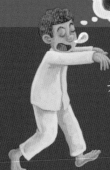

 马：2.9个小时　　羊：3.8个小时　　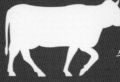牛：3.9个小时　　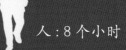人：8个小时

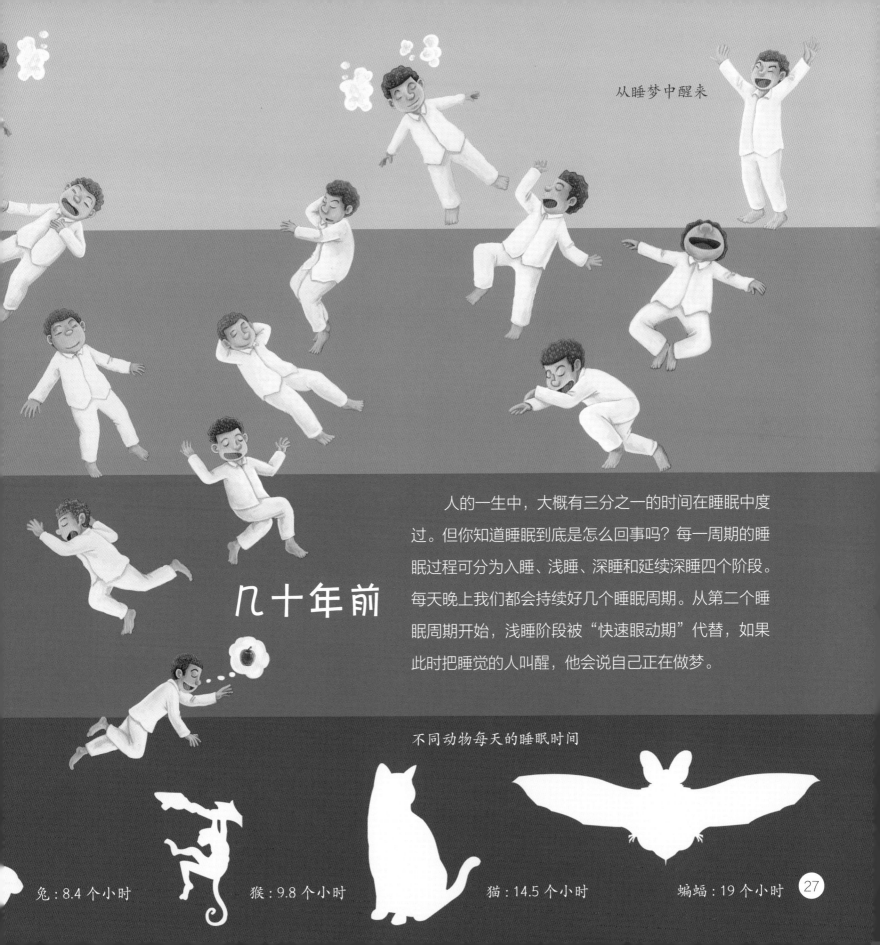

从睡梦中醒来

人的一生中，大概有三分之一的时间在睡眠中度过。但你知道睡眠到底是怎么回事吗？每一周期的睡眠过程可分为入睡、浅睡、深睡和延续深睡四个阶段。每天晚上我们都会持续好几个睡眠周期。从第二个睡眠周期开始，浅睡阶段被"快速眼动期"代替，如果此时把睡觉的人叫醒，他会说自己正在做梦。

几十年前

不同动物每天的睡眠时间

兔：8.4个小时　　　猴：9.8个小时　　　猫：14.5个小时　　　蝙蝠：19个小时

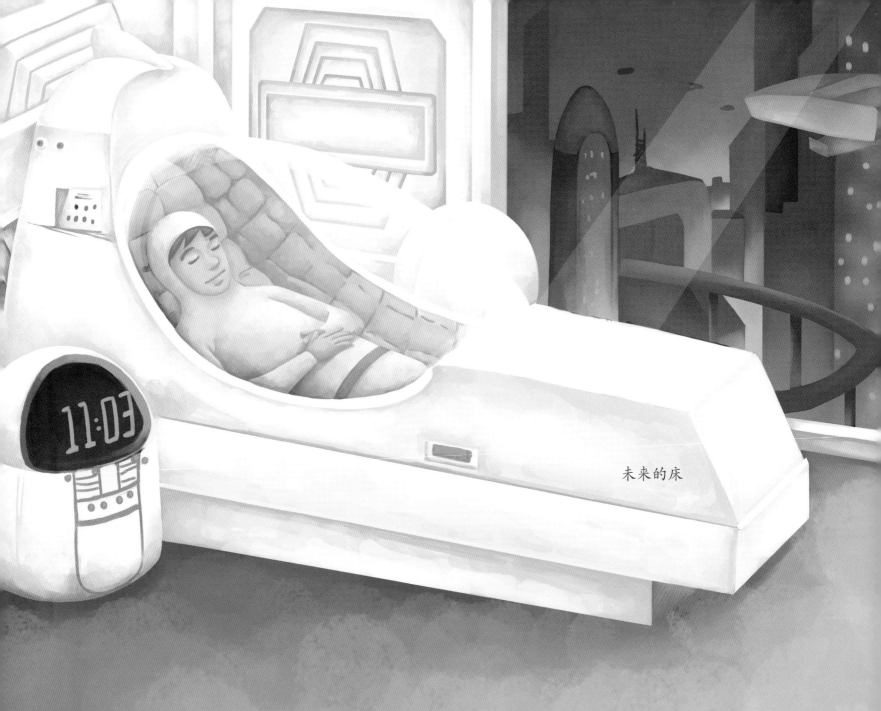

未来的床

未来

这是一间普通家庭的卧室，里面仅摆放着一张奇特的床。床上铺着的太空记忆床垫安装了感应装置，能够将主人的身体指标数据实时传送到世界上最权威的健康中心。床垫还具有补充能量、调节体能、自动调温等多种功能。劳累一天的人们可以通过短暂的睡眠迅速补充能量。睡在这张温暖舒适的床上，人们会不会梦见 70 万年前的祖先，他们睡在哪里，他们的夜晚是如何度过的呢？

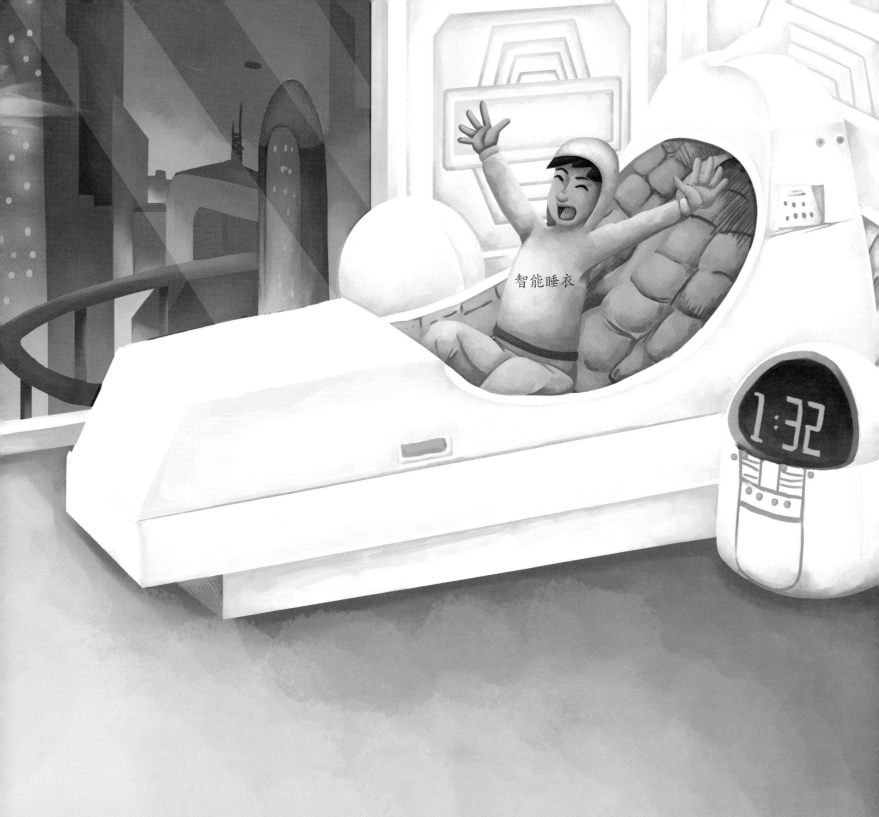

智能睡衣

1:32

你还可以知道更多

席子： 由蒲草、芦苇等编织而成的生活用具。从先秦开始的很长一段时间内，房屋地面都铺着一层或几层席子，人们进屋前先要脱鞋。

幔帐： 用布或其他材料制成，起到遮蔽的作用。

更夫： 古时候，每天夜里都会有人敲梆子或锣，以提醒人们当下的时间，这些人就叫更夫。

弹簧床垫： 1876 年，美国商人扎尔蒙·席梦思制造了世界上第一张弹簧床垫，并用自己的姓氏作为品牌。现在，人们一般把软弹簧式床垫统称为席梦思。实际上，席梦思最初是品牌名，不是床垫名。

快速眼动期（REM）： 一个睡眠的阶段，眼球在此阶段会快速转动。在这个阶段，大脑神经元的活动与清醒的时候相同。

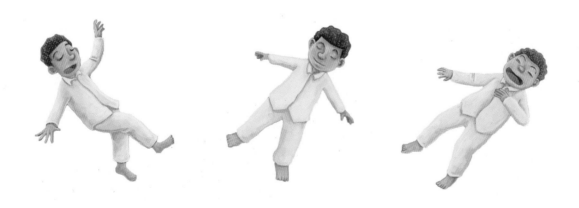